Ayuno Intermitente

Recetas De Dieta Para Desintoxicar Tu Cuerpo Y
Adelgazar

(Perder Peso Rápidamente Y Adoptar Un Estilo De
Vida Saludable)

Abati Brito

Publicado Por Daniel Heath

© **Abati Brito**

Todos los derechos reservados

Ayuno Intermitente: 5:2 Recetas De Dieta Para Desintoxicar Tu Cuerpo Y Adelgazar (Perder Peso Rápidamente Y Adoptar Un Estilo De Vida Saludable)

ISBN 978-1-989808-09-2

Este documento está orientado a proporcionar información exacta y confiable con respecto al tema y asunto que trata. La publicación se vende con la idea de que el editor no esté obligado a prestar contabilidad, permitida oficialmente, u otros servicios cualificados. Si se necesita asesoramiento, legal o profesional, debería solicitar a una persona con experiencia en la profesión.

Desde una Declaración de Principios aceptada y aprobada tanto por un comité de la American Bar Association (el Colegio de Abogados de Estados Unidos) como por un comité de editores y asociaciones.

TABLA DE CONTENIDO

Parte 1

Introducción

Según la Organización Mundial de la Salud, desde 1980, la obesidad se ha más que duplicado a nivel mundial y en 2014, más de 1.900 millones de adultos tenían sobrepeso. Este hecho me preocupa y sé que no soy el único. El haber crecido en un entorno y un hogar donde la salud no era una prioridad me apartó de esa estadística. Cambiar mi vida y convertir a la salud, el deporte y el bienestar en las prioridades principales me abrió los ojos a una vida mejor y más satisfactoria. Pero basta de mí y concentrémonos en ti. ¿Qué es lo que quieres? ¿En este momento no te sientes cómodo con tu físico? He estado así y sé lo que se siente. Si quieres cambiar tu vida y comenzar a esculpir el cuerpo que más te convenga, entonces estás en el lugar correcto. Sé que no quieres ser parte de las estadísticas y la dieta 5:2 puede ser tu herramienta de éxito.

La dieta 5:2 es perfecta para cualquiera que quiera perder peso sin una excesiva presión inmediata. Las otras dietas pueden ser muy difíciles de seguir y eso simplemente se debe a que se tienen que seguir instrucciones muy precisas todos los días sin interrupciones. Sin embargo, la dieta 5:2 hace que sea casi imposible fracasar y esto no lo digo solo para llamar su atención, sino principalmente porque es cierto. Esta dieta realmente le permite estar en una "dieta" durante 2 días dentro de la semana y los otros 5 días, básicamente, volver a su rutina habitual. ¿Cómo decir que no a algo así? Hacer dieta no debería ser difícil, al menos durante largos períodos de tiempo.

Si realmente deseas perder peso, ser más saludable, tener un exitoso cambio en la vida, entonces toma la decisión que te cambie la vida y sigue las instrucciones de este libro. La pérdida de peso no tiene porqué ser un problema y con la información correcta no lo será. Afortunadamente, toda la información correcta sobre la dieta 5:2 se encuentra aquí, en este libro.

Capítulo 1: Un Vistazo General a la Dieta 5:2

¿Qué es la Dieta 5:2?

Popularizada por el Dr. Michael Mosley en 2012, la dieta 5:2, también conocida como la dieta rápida, utiliza el ayuno intermitente para promover una mejor salud y pérdida de peso. Dicha dieta consiste en ayunar durante 2 días no consecutivos en la semana, mientras que los otros 5 días quien realiza la dieta puede consumir comidas normales sin restricciones. La idea de ayunar puede significar dejar de comer casi por completo durante todo el día y es una idea que a muchos causa desasosiego, pero la dieta 5:2 es sencilla de cumplir. En los 2 días de ayuno durante la semana, las mujeres pueden consumir un total de 500 calorías y hasta 600 calorías para los hombres. Reducir la ingesta de calorías a una cuarta parte del consumo habitual puede parecer algo difícil, pero con el conocimiento correcto (que es lo que se enseña en este libro), ésto puede ser un logro fácil de alcanzar.

A diferencia de otras dietas, la dieta 5:2 no es para nada complicada y los resultados que se alcanzan con solo 2 días de ayuno a la semana son inauditos. En serio, ¿cuántas otras dietas le permiten comer sus comidas favoritas durante 5 días dentro de la semana? Aunque la dieta solo está ganando popularidad, el ayuno en sí mismo no es nada nuevo. En el momento de la publicación de este libro, los científicos han dedicado décadas de investigación sobre el concepto de ayuno. A lo largo de los años se ha descubierto que los beneficios del ayuno son numerosos y estoy seguro de que todavía queda más por descubrir.

¿Porqué la dieta 5:2 funciona?

La gente se puede preguntar: ¿no es peligroso reducir las calorías tan drásticamente? Al contrario, la humanidad ha hecho esto durante miles de años, pero ahora es solo una práctica general. Nuestros primeros antepasados vivieron en un período en el que las personas cazaban su comida, la mataban y la comían, y luego casi no comían hasta la siguiente cacería. Entonces ¿eran personas débiles? Definitivamente no, y eso es porque esta práctica en realidad los hizo más fuertes debido a la tensión/esfuerzo que ejerce sobre el cuerpo. Seguro estaras pensando "¿desde cuándo es bueno el estrés?", pero en este tipo de situaciones si lo es. Las religiones de todo el mundo practican el ayuno. Incluso Mark Twain dijo: "Un poco de hambre puede hacer realmente más para el enfermo promedio que las mejores medicinas y los mejores médicos".

El proceso es similar al del ejercicio. Cuando tienes un régimen de entrenamiento intenso, tu cuerpo se somete a una enorme cantidad de estrés y tensión donde los músculos se rompen y desgarran, pero todos sabemos que el ejercicio, sin importar lo intenso que sea, es algo muy bueno cuando se realiza correctamente. Después del entrenamiento, cuando tu cuerpo tiene la oportunidad de descansar, se recupera y los músculos se reconstruyen mejor y más fuertes. El ayuno funciona de la misma manera: se somete al cuerpo a un poco de estrés, pero el proceso de recuperación y reconstrucción que tiene lugar después mejora la salud y fortalece al organismo. Sin olvidar los efectos de reducción de peso que se producen durante los dos días de ayuno.

Ahora que he eliminado cualquier confusión acerca de si el ayuno es seguro o no, echemos un vistazo a cómo se relaciona esto con la pérdida de peso. Menos calorías consumidas significan un aumento en el metabolismo, lo que aumenta la quema de reservas de grasa. Honestamente, no creo que exista ninguna otra dieta que sea más sencilla que la dieta 5:2 y cualquiera puede ver cómo se pierde peso con el ayuno. Según estudios recientes y pasados, la pérdida de peso común en esta dieta es de aproximadamente una libra por semana, pero otros han perdido hasta 3 libras por semana. Increíble ¿cierto? Estás a dieta por solo dos días a la semana y puedes perder una libra entera o más de grasa corporal. De nuevo increíble ¿verdad? Y no olvides que no se va a producir ninguna pérdida de masa muscular durante el período de ayuno.

Beneficios de la Dieta 5:2

A la dieta 5:2 no se le han dedicado extensas investigaciones particulares como otras dietas, pero el ayuno si ha tenido suficiente investigaciones que muestran resultados muy prometedores. Con estos estudios sobre los beneficios del ayuno se ha observado una mejoría en la salud en muchas áreas, concretamente estos beneficios incluyen la reducción del riesgo de cáncer, diabetes y enfermedades cardíacas. La evidencia que lo respalda se publicó en 2007 y, nuevamente, en 2012, otro estudio sobre el ayuno como un control para la pérdida de peso reveló que el ayuno intermitente también podría reducir el riesgo de cáncer de mama. Otras razones por las que esta dieta ahora está ganando popularidad se deben a la evidencia que respalda a la pérdida de peso. Sin duda, perder peso siempre es un gran beneficio ofrecido por la mayoría de las dietas y la dieta 5:2 no es una excepción. Como ya se mencionó, con solo dos días de ayuno, quienes practican una dieta 5:2 han visto cómo pierden entre 2 a 3 libras de grasa por semana.

La esperanza de vida también es otra área importante que se incluye como un beneficio de la dieta 5:2. El IGF-1, también llamada Hormona del Crecimiento, es producida por el cuerpo y se dice que acelera el proceso de envejecimiento, aumentando así las enfermedades relacionadas con el envejecimiento, como la diabetes tipo 2 y el cáncer. ¿Qué tiene esto que ver con nada? El ayuno intermitente reduce la producción de IGF-1 en el cuerpo, lo que sugiere que el efecto envejecedor de la hormona se invierte.

¿La Dieta 5:2 sirve para todos?

Aunque la dieta puede ser utilizada por muchos, hay ciertos grupos de personas a quienes se aconseja no practicarla. Aquellos que no deberían practicar la dieta 5:2 o el ayuno para el caso son los siguientes.

- Personas con bajo peso.

- Personas con trastornos alimentarios.
- Mujeres embarazadas o en período de lactancia.
- Niños y adolescentes.
- Personas con diabetes tipo 1 o 2
- Personas en convalecencia postoperatoria.

Capítulo 2: La Lista de Compras

Hasta ahora debes tener una idea general de lo que se trata la dieta 5:2, pero en este capítulo te diré exactamente qué debes comer para obtener los mejores resultados de la dieta. Aunque durante cada uno de los dos días de ayuno semanal existe la limitante de 500-600 calorías, eso no significa que su elección de qué comer sea tan limitada como las calorías. A medida que desarrollemos la lista de alimentos que deberíamos y no deberíamos comer, los clasificaré de manera que sea mucho más sencillo de guiar a lo largo de tu viaje para perder peso. Los alimentos se dividirán en 3 categorías principales que incluyen: alimentos para comer, alimentos para limitarse y alimentos para evadir. Asi que, comencemos la aventura:

Alimentos para Comer

Alimentos que deben comerse en general
Proteínas bajas en sodio, alimentos ricos en proteínas

Los alimentos ricos en proteínas son esenciales para esta dieta, ya que te ayudaran a controlar la pérdida de peso y mantener la masa muscular, pero lo que se busca son alimentos magros y bajos en sodio pero que sean ricos en proteínas. Que los alimentos sean bajos en sodio te ayudará a mantener la presión arterial bajo control y también mejorará la salud de tu corazón. Según la Administración de Alimentos y Medicamentos de los Estados Unidos, los alimentos bajos en sodio son aquellos que no contienen más de 140 miligramos de sodio por porción. Sin embargo, los alimentos ricos en proteínas son alimentos con 10 gramos de proteína por porción. Los alimentos que siguen estos criterios son las carnes, aves, mariscos y productos de soya. Aquí hay más:

1. Carne de res: bistec de flanco (magra), carne asada (baja en sodio), bistec redondo, chuleta, carne molida (95% magra), filete de solomillo, solomillo (extra magra).
2. Carnes de caza - venado, alce.
3. Cerdo - Solomillo, lomo de cerdo, chuletas de cerdo. Pechuga - pechuga

de pollo sin piel (ni hueso), muslos de pollo sin piel, pechuga de pollo molida, pechuga de pato, pechuga de pavo asada (delicatessen con bajo contenido de sodio), pechuga de pavo sin piel (no deli), pavo molida (99% sin grasa).

4. Pescado: bagre, platija, mero, merluza, pargo, fletán, bacalao, salmón rojo, sardinas, lubina, lenguado, pez espada, tilapia, blanquillo, trucha, atún de aleta amarilla,.

5. Mariscos - langosta, camarones, almejas.

6. Productos lácteos: requesón, queso suizo, sustitutos de huevo, claras de huevo, leche (2%), yogur griego (sin grasa, natural)

7. Proteína en polvo: proteína de cáñamo, proteína de suero, proteína de soya, proteína de huevo, proteína de arroz.

8. Proteína vegetal: proteína vegetal texturizada, tofu (para vegetarianos y veganos, la carne se puede reemplazar con tofu en cualquier comida)

Grasas Saludables

Grasas malas, grasas buenas, grasas

saludables, grasas saturadas, grasas insaturadas, en otras dietas pueden encontrarse muchas maneras de referirse a las grasas, lo que puede terminar siendo un poco confuso a veces para hacer un seguimiento de todo esto, pero no te preocupes porque te diremos qué alimentos contienen las grasas correctas (grasas insaturadas) en esta sección. Mira esto:

- Productos lácteos - quesos - queso brie, queso crema, queso azul, yema de huevo, queso feta, mozzarella, romano, parmesano, queso de cabra, queso cheddar, colby, gouda, havarti, muenster, suizo.
- Aderezos - aderezo cremoso, mayonesa
- Fruta – aguacate (palta), aceitunas.
- Nueces y semillas: almendras, mantequilla de maní, pecanas, semillas de sésamo, mantequilla de sésamo, avellanas, semillas de girasol, nueces, nueces de macadamia.
- Aceites - aceite de linaza, aceite vegetal, aceite de oliva, aceite de canola.

- Otros: crema agria, crema, salmón (omega 3), sardina (omega 3).

Vegetales

Todos sabemos lo importante que son los vegetales en cualquier dieta debido a su amplia gama de beneficios para la salud. Estos alimentos están llenos de vitaminas, minerales, fibra y antioxidantes que ayudan a mantener una dieta saludable. los vegetales, sin embargo, se dividen en dos grupos; vegetales sin almidón y vegetales con almidón. Los vegetales sin almidón son ideales para los días de ayuno porque son bajos en carbohidratos y son una buena fuente de fibra, mientras que los vegetales con almidón son más adecuados para los días de comida normal, ya que contienen más carbohidratos que los otros.

1. Vegetales sin almidón: alcachofas, espárragos, maíz fresco, frijoles (de cuaquier tipo), brócoli, coles de Bruselas, repollo (cualquiera de ellos), coliflor, apio, achicoria, berza, pepino, endibía, berenjena, escarola, hinojo, ajo, col rizada, coles, puerros, lechuga,

champiñones, hojas de mostaza, quingombó, cebollas, perejil, rábanos, ruibarbo, cebollines, arvejas, espinacas, brotes, calabaza, acelgas, tomates, nabos, berros, calabacín

Adobos/Condimentos

¿Qué hace a una dieta deliciosa y realmente agradable? Tal vez esa pregunta tenga más de una respuesta, pero los condimentos son la base esencial en dicha respuesta. Los adobos y condimentos añaden dimensión a sus comidas, pero también son comida, así que esté al pendiente de las calorías que éstos aporten. Los condimentos son una excelente manera de dar variedad a los platos, por lo que la siguiente lista ye guiará y ayudará a tomar las mejores decisiones cuando en cuanto a condimentos, salsas y adobos se refiere

- Hierbas y Especias - albahaca, hojas de laurel, condimento cajún, cebollino, cilantro, pimienta de cayena, comino, semillas de hinojo, ajo en polvo, jengibre, cebollino italiano, hojas de menta, paprika, anís perejil, romero, tomillo.

- Mantequilla en spray, extractos (por ejemplo, extracto de almendra, extracto de arce, extracto de menta, extracto de vainilla), hummus, salsa picante, jugo de limón, jugo de lima, caldo bajo en sodio, salsa de tomate baja en sodio, mostaza, salsa, aderezos (por ejemplo, pasta de chile , salsa de chile, salsa de rábano picante, salsa de cóctel con bajo contenido de sodio, salsa de soja baja en sodio, pasta de tomate, salsa de tomate, vinagre y salsa Worcestershire)
- Aderezos para ensaladas: — Busca las bajas en grasas — vinagreta balsámica, aderezo francés, aderezo italiano.
- Edulcorantes: Stevia (por ejemplo, SweetLeaf, Truvia), alcoholes de azúcar (xilitol, sorbitol, eritritol), miel cruda.

Bebidas

Todos tenemos una o dos bebidas que disfrutamos casi a diario y algunas son realmente saludables pero, como sabes, existen otras que pueden ser perjudiciales cuando su consumo es frecuente. Las bebidas correctas pueden ayudar a tu cuerpo y proporcionarte una gama de beneficios nutricionales y esto es justo lo que necesitas para complementar este nuevo hábito que tratas de adquirir. Y adicionalmente al valor nutricional que ofrecen, son una manera satisfactoria de disfrutar los pequeños momentos de la vida, así que aquí te doy una lista que te ayudará a elegir las bebidas "correctas" de una manera mucho más fácil.

- Agua (Mineral o gasificada)
- Aguas saborizadas (agregando frutas cortadas o trituradas, como bayas, a un vaso de agua fría)
- Leches – leche de soja o almendras (sin endulzar), leche descremada o semi descremada
- Cafe o te (incluye infusiones herbales)
- Agua de coco (pura)
- Jugo de tomate

Alimentos para Limitarse

Alimentos que deben comerse con moderación los días de ayuno

Frutas

Las frutas son caramelos de la naturaleza y pueden sustituir los dulces para; 1. Reduzcir los antojos y 2. Suministrar al cuerpo los nutrientes diarios. Las frutas son una gran fuente de vitaminas y minerales, especialmente la vitamina A y la vitamina C, que son esenciales para una buena salud. Seguramente has escuchado la frase "una manzana al día mantiene alejado al médico" y este dicho tiene mucho de cierto. Entonces ¿Por qué no tomar una manzana al día? ¿o una fruta cualquiera de la siguiente lista?

- Manzanas, albaricoques, aguacates (paltas), bayas (moras, grosellas negras, arándanos, cerezas, zarzamoras, fresas), melones, uvas, pomelos, kiwis, kumquats, limones, limas, mangos, naranjas, papayas (lechozas), melocotones, peras, piñas, ciruelas, mandarinas , sandías

Carbohidratos

Los carbohidratos deben ser consumidos con moderación y se recomienda dar preferencia a los carbohidratos "saludables". Estos carbohidratos incluyen legumbres, granos y otros. Usa la lista de abajo para guiarte.

- Panes: tortillas de arroz integral, tortillas de maíz, panes, panecillos ingleses, tortillas, pan integral, pan pita.
- Cereales — All-Bran, Fiber One, Grano integral brotado, Kashi Go Lean, Kashi Good Friends Cereal, Kashi Heart to Heart, granola baja en grasa, harina de avena, granola, Hojuelas de avena.
- Granos: amaranto, cebada, salvado, trigo sarraceno, arroz integral, bulgur, cuscús (trigo integral), mijo, avena, palomitas de maíz, quinoa, espelta, bayas de trigo, trigo integral, arroz silvestre.
- Pasta - pasta de arroz integral, cuscús, pasta integral,.

Vegetales

- Vegetales con almidón: maíz, chícharos, calabazas, plátano, calabaza de invierno, legumbres (lentejas, soja/edamame, nueces de soya ligeramente saladas), verduras de raíz (remolacha, zanahorias, ñame, chirivías, papas, colinabos, batatas)

Alimentos para Evitar

Alimentos que deben evitarse a menos que se coman como premio
Carbohidratos Procesados o Refinados
Los carbohidratos refinados son formas de azúcares y almidones alterados mediante algún tipo de procesamiento y deben evitarse a toda costa para mejorar la salud. En comparación con los carbohidratos complejos, los carbohidratos refinados se absorben muy rápidamente en el torrente sanguíneo, lo que provoca un aumento repentino de los niveles de azúcar en la sangre y, por ende, un aumento de los niveles de insulina. No es muy bueno consumirlos que los carbohidratos refinados porque solo dan un placer temporal a las papilas gustativas y todos hemos visto el efecto de tener muchas porciones de pastel, galletas o cualquier otra forma de presentación de los carbohidratos refinados. Afortunadamente, estas formas de carbohidratos son fáciles de evitar y aquí

mencionamos algunos que puedes comenzar a eliminar en las comidas para mejorar tu salud..

- Jugos de fruta
- Dulces/bocadillos horneados: panecillos, pasteles, papas fritas, galletas, galletas saladas, pretzels, rosquillas, pasteles, pies
  - Azúcar de mesa / azúcar blanco
- Postres
- Harina refinada / harina blanca (alimentos hechos de masa como la pizza)
- Arroz blanco

Alimentos Procesados

Los alimentos procesados pueden ser muchos mas de los que crees. Cuando piensas en una comida procesada, puedes pensar que se trata de comida rápida en el microondas, pero en realidad es mucho mas que solo eso. Cualquier alimento alterado de alguna manera de su estado natural puede considerarse como procesado. Es posible que dichos alimentos contengan sodio, grasa y azúcar adicionales que no conoces y realmente pueden causar algunos problemas de salud graves, de los cuales tal vez ni te enteres hasta que sea casi demasiado tarde. Uno de los beneficios de cocinar desde cero es que sabes exactamente qué hay en la comida, razón por la cual las comidas caseras deben anular los viajes a los restaurantes locales de comida rápida.

1. Cualquier tipo de alimentos procesados (Si aún quieres consumirlos, asegurate que sean bajos en sodio)

Alimentos ricos en Grasas, Azúcar o Sal

Los alimentos que contienen grasas no saludables, azúcar añadida y sal definitivamente pueden estimular sus papilas gustativas incluso hasta el punto en que el cerebro no puede registrar cuando ha tenido suficiente y comienza a formarse una adicción. Cuando se toma más de lo que se necesita de estos alimentos comienza la propensión a la obesidad, hipertensión, derrames cerebrales, ataques cardíacos y otras enfermedades crónicas. Se puede combatir estas enfermedades al limitar la cantidad de azúcar, sal y grasas no saludables que consume, así como también es una de las mejores maneras de aumentar la salud en general. Esto es lo que hay que evitar:

- Aceites hidrogenados
- Comida frita
- Alimentos que contienen azúcar añadida
- Alimentos con alto contenido de sodio — menos de 150mg por cada 100g es lo ideal

Bebidas alcohólicas

Todos tenemos ese amigo que una vez bebió demasiado alcohol y tuvo que ser llevado a casa antes de lo planeado; Dios no quiera que fueras tu ese amigo, pero el punto es claro. El alcohol puede afectar seriamente a tu cuerpo y mente, y te puede dañar en más de un sentido. El alcohol tiene impactos muy negativos en el cerebro, el hígado, el corazón, el sistema inmunológico, el páncreas y muchas otras áreas, lo que dificulta el correcto funcionamiento del organismo. Con la dieta 5:2, el alcohol es un no—no y debes mantenerlo fuera de la casa si existe la fuerte tentación de tomar una bebida o dos.

- Todas las bebidas alcohólicas, incluyendo licor fuerte, vino, cerveza.

Capítulo 3: Comidas con 500 Calorías

La dieta con ayunos es muy flexible y con esto quiero decir que puede cambiar lo que se come en los días de ayuno para adaptarse a las preferencias personales. A algunos les gusta distribuir las 500 calorías en varias comidas pequeñas a lo largo del día, mientras que otros prefieren comer una sola comida completa de 500 calorías por día. La forma en que usted elija consumir estas 500 calorías en los días de ayuno es muy personal y tampoco existe una manera correcta o incorrecta. Sin embargo, en este capítulo, abordaré a aquellos que prefieren una comida completa en su día de ayuno y enumeraré las recetas increíbles que mejor se adaptan a este enfoque.

Filetes de Salmón con Salsa Pesto y Menta

Porciones: 4
Calorías: 489
Ingredientes
- 4 – 6 ¼ oz (175g) de filetes de Salmón
- 2 cucharadas de aceite de olivas extra virgen y un poco más para barnizar

- 1 limón
- Paquete grande de Menta Fresca (sólo las hojas)
- 3 ½ 0z (100g) de Rúgula
- 1 ¾ oz (50g) de queso pecorino para gratinar
- 1 oz (30g) anacardos o marañones tostados

Preparación

Paso 1: con el aceite virgen extra barnice ligeramente ambos lados de los filetes de salmón.

Paso 2: calentar una sartén sin sartén y agregar los filetes de salmón para cocinar durante 5 minutos sin moverlos.

Paso 3: voltee los filetes de salmón al otro lado y cocine por otros 5 minutos, luego exprima sobre los filetes la mitad del jugo de limón.

Paso 4: en un procesador de alimentos, agregue la menta, un puñado de rúgula, la otra mitad del jugo de limón y los anacardos asados para ser finamente picados para el pesto. Agregue las 2 cucharadas de aceite extra virgen y 2 cucharadas de agua a la mezcla, luego sazone y combine. Revuelva con el pecorino.

Paso 4: Servir el salmón con la rúgula y el pesto. ¡Decore el plato con las rodajas de limón y a disfrutar!

Curry de Salmón y Vegetales al estilo Japonés

Porciones: 4
Calorías: 457
Ingredientes

- 4 – 4 ½ oz (125g) de filetes de salmón
- 2 cucharadas de aceite de girasol
- 1 boniato, pelado y picado
- 2 cucharadas de salsa teriyaki
- 1 coliflor pequeño, cortado en floretes
- 7 oz (200g) de guisantes verdes
- 250ml de caldo vegetal caliente

3 ½ oz (100g) pasta de curry chino (Blue Dragon de ser posible)

Preparación

Paso 1: colocar 1 cucharada de aceite de girasol a una sartén y calentar. Agregar el boniato picado a la sartén y deje freír unos 4-5 minutos.

Paso 2: agregar el caldo de verduras y la salsa de curry. Dejar cocer a fuego lento, tapado, durante 10-15 minutos hasta que el boniato esté casi terminada de cocinar.

Paso 3: agregue los floretes de coliflor a la sartén y continúe cocinando

Paso 4: en otra sartén se pone a calentar la

cucharada restante de aceite de girasol. Cocinar el filete de salmón, con la piel hacia abajo a fuego alto durante 3-4 minutos o hasta que esté crujiente y se da la vuelta al otro lado para que se cocine durante 2-3 minutos. Untar regularmente con la salsa teriyaki hasta que el filete termine de cocinarse.

Paso 5: Cuando el salmón esté casi cocido, se agregan los guisantes a la salsa de curry y cocine hasta que estén tiernos.

Paso 6: Colocar en un plato y servir!

Ensalada de Vegetales Asados y Queso Feta

Porciones: 2

Calorías: 473

Ingredientes

- 17 ½ oz (500g) de vegetales de raí, mixtos (como chirivías, nabos, colinabos, remolachas, zanahorias)
- 1 cucharada de aceite de olivas
- 1 cucharadita de mezcla de especias "za'tar" o "ras-el-hanout"
- 1 cucharada de perejil fresco (cortado)
- 1 ¾ oz (50g) de rúgula

- 4 cucharada semillas de granada
- 4 cucharada de mixtura de semillas

3 ½ oz (100g) de queso feta (desmenuzado)

Para el aderezo:

- 1 cucharada de tahini
- 4 cucharada de yogurt griego

el jugo de ½ limón

Preparación

Paso 1: calentar el horno a 200°c (390°F).

Paso 2: pelar los vegetales y picarlos en trozos pequeños. Colocar en un tazón con la mezcla de especias y el aceite de oliva. Mezclar y llevar al horno durante 20 - 30 minutos. Mezcle de nuevo a la mitad de la cocción.

Paso 3: agregue el perejil a los vegetales cocidos y mezcle hasta que se integre bien. Separe la rúgula entre 2 platos y cubra con las verduras.

Paso 4: en un tazón pequeño coloque todos los ingredientes del aderezo y mezcle con agua. Aderece la ensalada a su gusto y decore con las semillas y el queso feta.

Burritos Mexicanos

Porciones: 8
Calorías: 450
Ingredientes

- 1 cucharada de aceite de olivas
- 1 cebolla roja pelada y cortada
- 1 lb (500g) de carne molida
- cerca de 2 cucharadas de cebollino fresco cortado
- 150ml de crema agria
- 8 tortillas de maiz
- 2 cucharadita de cilantro molido
- 2 cucharadita de comino molido
- ½ cucharadita de hojuelas de chile
- 2 cucharada de pasta de tomates secos
- 300ml (½ pinta) de caldo de res caliente
14 oz (400g) lata de frijoles pintos enjuagados y escurridos
Para el guacamole:
- 2 tomates, cortados
- 1 cebolla roja, pelada y cortada
- 1 aguacate (palta), sin semilla, pelado y cortado
- el jugo de 1 lima
Puñado de cilantro fresco cortado

Preparación

Paso 1: En una sartén grande, calentar la cucharada de aceite de oliva y agregar la cebolla cortada, cocer hasta que se ablande.

Paso 2: agregar la carne a la sartén y cocinar por 5 minutos, revolviendo de vez en cuando para dorar uniformemente por todas partes.

Paso 3: agregar los ingredientes restantes, salvo los del guacamole y cocinar a fuego lento durante 20 minutos.

Paso 4: mezclar todos los ingredientes de guacamole en un tazón.

Paso 5: en otro tazón se agrega la crema agria y mezcle el cebollino. Caliente las tortillas mientras lo hace.

Paso 6: colocar la tortilla sobre un plato y cubrir con la mezcla de crema agria, guacamole y carne de chile. ¡Enrollar y disfrutar!

Risotto con Pavo

Porciones: 3-4
Calorías: 491
Ingredientes

- 1 libra (500g) de pavo cocido
- 7 oz (200g) de floretes de brócoli (finamente cortado)
- 3 ½ oz (100g) de zanahoria (cortadas en julianas finas)
- 3 ½ oz (100g) pimiento rojo (cortado en julianas finas)
- 2 cucharada de aceite
- 1 cebolla cortada
- 7 oz (200g) de arroz de grano corto
- 600ml de caldo de pollo
- 1 cucharadita de pure de ajo
- 3 ½ 0z (100g) queso cheddar para gratinar

Condimentos

Preparación

Paso 1: sumergir el brócoli, las zanahorias y el pimiento en agua hirviendo durante 2 minutos, escurrir y apartar.

Paso 2: calentar el aceite en una sartén y freír las cebollas hasta que estén blandas. Continuar agregando el arroz salteado durante 2 minutos.

Paso 3: verter el caldo de pollo y dejar hervir, mantener el hervor a fuego lento durante 20-25 minutos. Dejar que el arroz se cocine adecuadamente y que la mezcla se espese para que quede cremoso.

Paso 4: Agregar la cucharadita de puré de ajo y el queso, así como el pavo cocido y el condimento y revuelva bien combinando todos los ingredientes.

Paso 5: ¡Agregar las verduras cocidas y disfruta!

Salmón Ahumado Salteado

Porciones: 2
Calorías: 430
Ingredientes
- 1 cucharada de aceite de olivas
- Trozo de jengibre del tamaño del pulgar (pelado y finamente picado)
- 1 cebolla roja, pelada (cortada en trozos y capas separadas)
- 4 ½ oz (125g) brócoli entero (con los tallos a la mitad del largo)
- 3 ½ Oz (100g) de salmón ahumado
- Pimienta negra recién molida
- 1 cucharadita de semillas de sésamo tostadas
- Salsa de soja

4 ½ oz (125g) fideos de arroz cocido (para

servir)

Preparación

Paso 1: Calentar el aceite en una sartén y agregar el jengibre y las cebollas. Saltear durante 2-3 minutos.

Paso 2: Agregar los tallos de brócoli a la sartén y sofríalos durante otros 2-3 minutos. A continuación, agregue las cabezas de brócoli a la sartén, así como 5 cucharadas de agua caliente y cocine con el vapor durante unos minutos.

Paso 3: Cortar el salmón en tiras y agregar a la sartén, cocinar durante aproximadamente un minuto.

Paso 4: Sazonar el salmón con pimienta negra, salsa de soja y rociar con semillas de sésamo tostadas.

Paso 5: colocar los fideos cocidos en un plato y cubrir con el salmón y los vegetales.

Capítulo 4: Comidas de 250 Calorías

El Capítulo anterior está dirigido a aquellos que prefieren hacer una sola comida decente al día, pero si usted es del tipo que gusta hacer más de una comida al día, entonces este capítulo es para usted. 250 calorías no son muchas calorías para una comida completa, pero con unas cuantas recetas simples haremos que todo funcione.

Tacos de Pollo en Tazón

Porciones: 4

Calorías: 288

Ingredientes

- 1 mazorca de maíz
- 1 cucharadita de aceite de olivas
- 4 tortillas de maíz
- 7 oz (200g) de pechuga de pollo cocida
- Cilantro (un puñado)
- Cáscara y jugo de una lima
- 4 jalapeños (cortados)

½-1 Lechuga Romana, rallada

Para el aderezo:

- el jugo de ½-1 lima
- 2 cucharada de mayonesa ligera

1 cucharadita de salsa Ketchup Heinz

Siracha

Preparación

Paso 1: con un pincel barnizar el maíz con aceite y freir en una sartén hasta que esté tierno. Luego cortar los granos del maíz cocido con un cuchillo.

Paso 2: calentar el horno a 200 * c (390 * F) y agregar las tortillas de maíz. Hornear hasta que se doren.

Paso 3: con un frasco o vaso dar forma a las tortillas en un tazón. Es posible que tenga que usar guantes de horno para hacer esto. Los guantes del horno deben estar muy limpios.

Paso 4: cortar el pollo en tiras y colocarlo en un tazón junto con los jalapeños, el cilantro, la ralladura y el jugo de una lima y sazonar.

Paso 5: en un tazón aparte, mezclar los ingredientes del aderezo con un poco de agua.

Paso 6: colocar la lechuga en el tazón de la tortilla y agregar el pollo. Rociar con el aderezo y servir.

Pollo al limón y arroz salteado

Porciones: 4
Calorías: 205
Ingredientes

- 7 oz (200g) de pollo (en tiras pequeñas)
- 1 cucharada aceite de girasol
- 7 oz (200g) de arroz cocido
- 3 ½ Oz (100g) de copos de azúcar
- 3 ½ Oz (100g) de guisantes congelados
- 3 ½ Oz (100g) de maíz dulce
- 1-2 cebollinos (cortadas)

1 cucharada de semillas de sésamo
Para marinar:

- 2 cucharadasde salsa de pasta de tomate
- 2 cucharada de salsa de soja (baja en sal)
- 1 cucharadita de pasta de ajo
- 1 cucharadita de pasta de genjibre

El jugo de ½ limón
Preparación
Paso 1: colocar todos los ingredientes de la marinada en un tazón (no metálico) y deje marinar el pollo allí hasta que esté listo para cocinar. Asegúrese de reservar el caldo para después de que el pollo esté

cocido.

Paso 2: calentar el aceite de girasol en una sartén profunda y freír el pollo durante 3-4 minutos.

Paso 3: agregar los copos de azúcar, el maíz y los guisantes al pollo y continúe salteando durante 2-3 minutos adicionales.

Paso 4: Agregar el arroz, la marinada reservada y 2 cucharadas de agua a la sartén y sofreír por un par de minutos más.

Paso 5: rociar con las cebollinos cortadas y las semillas de sésamo y ¡servir!

Pastichode Boniato

Porciones: 5
Calorías: 200

Ingredientes

- 10 ½ oz (300g) boniato (pelado y cut into small cubes)
- 10 ½ oz (300g) de pasta para pasticho
- 3 ½ Oz (100g) de guisantes congelados
- 2 cucharada de leche semi-descremada
- 5 ¼ oz (150g) de yogurt natural bajo en grasa
- 1 ½ oz (40g) de queso parmesano bajo en grasa o queso madurado (rallado finamente)

Pimienta Negra

Preparación

Paso 1: calentar agua en una olla y agregar los trozos de boniato, cocer a fuego lento durante 13-15 minutos o hasta que estén blandos, escurrir.

Paso 2: preparar la pasta de acuerdo con las instrucciones del paquete y escurrir. Vuelva a colocar la pasta en la sartén.

Paso 3: agregue los guisantes congelados y los trozos de boniato a la pasta y revolver.

Paso 4: agregar la leche y el yogur a la

sartén y cocinar, revolviendo, a fuego lento durante un par de minutos.

Paso 5: espolvorear con queso y pimienta negra molida y ¡servir!

Fajitas De Cerdo Y Pimienta

Porciones: 4
Calorías: 277

Ingredientes

- 7 oz (200 g) de filete de cerdo magro (cortado en tiras)
- 1 diente de ajo machacado
- 1 pimiento rojo y 1 pimiento verde (sin semillas y en rodajas)
- 1 cebolla roja (en rodajas)
- 2 cucharadas de condimento de fajita
- Sal y pimienta negra recién molida
- 2 cucharadas de cebollino fresco cortado
- Jugo de 1 lima
- 8 tomates cherry (a la mitad)
- 4 panes planos redondos de tortilla

2 cucharadas de yogur bajo en grasa.

Preparación

Paso 1: precalentar una sartén antiadherente. Agregar la carne de cerdo y el ajo machacado a la sartén y secar hasta que esté sellado.

Paso 2: sazonar la carne de cerdo con pimienta negra y sal, así como el condimento de fajita.

Paso 3: agregar las rodajas de pimientos verdes y rojos y la cebolla. Cocinar durante 2-3 minutos.

Paso 4: Agregar las cebollinos, los tomates cherry y el jugo de lima a la sartén y mezclar bien.

Paso 5: extender el yogur sobre el pan de tortilla y agregue la carne de cerdo y las verduras. ¡Envolver y servir!

Peperonata De Pollo

Porciones: 4
Calorías: 250
Ingredientes

- 2 cucharadas de aceite de oliva
- 1 cebolla (en rodajas)
- 2 diente de ajo machacados
- 2 pimientos rojos (en rodajas)
- 250 ml de caldo de pollo/vino
- 1 cucharada de hojas frescas de orégano / 1 cucharada de hojas de

orégano secas

- 4 ½ oz (125g) Champiñones portobello (en rodajas)

Preparación

Paso 1: calentar el horno a 190 * c (370 * F). Mientras tanto sazonar el pollo y cocinar en un sartén grande antiadherente durante 4 minutos (2 minutos por lado) con 1 cucharada de aceite de oliva.

Paso 2: cuando el pollo tenga un color dorado en cada lado, colocar en un molde para hornear. Llevar al horno durante unos 15 minutos.

Paso 3: con el aceite restante, freír la cebolla en la sartén durante 5 minutos hasta ablandar. Agregar los champiñones, el ajo y los pimientos y cocinar por 5 minutos mas.

Paso 4: añadir el orégano. Verter el caldo de pollo o el vino, lo que elija usar, en la sartén y dejar hervir.

Paso 5: sazonar y cocinar a fuego lento durante 5 minutos adicionales.

Paso 6: verter sobre el pollo y ¡servir!

Curry de Cordero Rogan Josh

Porciones: 3
Calorías: 234

Ingredientes

- 7 onzas (200 g) de filetes de cordero (en cubos)
- aceite de olivas extra virgen
- 1 cebolla roja (en rodajas)
- 1 diente de ajo machacado
- 1 ¾ oz (50g) de guisantes congelados
- 1 cucharada de pasta de curry rogan josh
- 1 boniato pequeño (cortado en cubos)
- 7 oz (200g) de tomate enlatado
- 1 cucharada de puré de tomate
- 200 ml de caldo de carne
- ½ pimiento rojo (sin semillas y cortado en cubos)

Preparación

Paso 1: rociargenerosamente con aceite de oliva una cacerola y poner a calentar.

Paso 2: freír las cebollas durante unos 3 minutos o hasta que se ablanden.

Paso 3: agregar la pasta de ajo, el cordero y el curry a la cacerola y cocinar durante unos 10 minutos. Voltear de vez en cuando para dorar adecuadamente.

Paso 4: agregar los ingredientes restantes a la cacerola y cubrir. Dejar cocer a fuego lento durante 40 minutos hasta que la carne de cordero este blanda.

Paso 5: agreguar los guisantes y cocinar durante 3-5 minutos adicionales para que se calienten.

Paso 6: deja enfriar ¡sirve y disfruta!

Capítulo 5:Comidas de 100 Calorías y bocadillos

Con los alimentos que apenas rondan las 100 calorías, se puede experimentar una amplia variedad de opciones y así acostumbrarse a los días de ayuno aún más rápido. Muchos aprecian el hecho de tener algo para comer que no sea tanto calorías, pero si que sea sabroso, y a usted también le gustará probar algunas comidas divertidas que le ayudarán a superar los días de ayuno. Estoy convencido que hay momentos en los que apetece un pequeño bocadillo, por ejemplo, tal vez una magdalena, pero con sólo unamagdalena cya se cubre el consumo de calorías del día, pero con estos alimentos no.

Ensalada Asiática De Pollo

Porciones: 2
Calorías: 110
Ingredientes
- 1 pechuga de pollo sin piel (y sin hueso)
- 1 cucharada de salsa de pescado
- 1 cucharada de ralladura y jugo de ½ lima

- 3 ½ 0z (100g) de ensalada mixta
- 1 puñado de cilantro (cortado)
- ¼ cebolla roja (en rodajas)
- ¼ pepino (abierto a la mitad y cortado)
- ½ chile (sin semillas y en rodajas)
- 1 cucharadita de azúcar extra fino

Preparación

Paso 1: colocar el pollo en una olla y cubrir con agua fría. Dejar hervir el agua y cocinar por 10 minutos.

Paso 2: retirar el pollo de la olla y cortar en tiras. Colocar las tiras de pollo en un tazón y agregar la salsa de pescado, el azúcar, la ralladura de limón y el jugo. Mezclar los ingredientes para que el azúcar se disuelva.

Paso 3: en un tazón separado, colocar la ensalada mixta y el cilantro. Cubrir con cebollas, pepino, chile y la pechuga de pollo.

Paso 4: agregar el aderezo a la ensalada (opcional), mezclar y ¡servir!

Setas Stroganoff

Porciones: 4
Calorías: 90

Ingredientes

- 1 1/3 lbs (600 g) de setas mixtas
- 1 cucharada de aceite de colza
- 4 tallitos de apio (en rodajas)
- 1 cebolla grande (en rodajas)
- 2 dientes de ajo machacados
- 2 cucharadita de paprika ahumada
- 250 ml de caldo de vegetales
- 150 ml de crema agria
- Pimienta

Preparación

Paso 1: calentar el aceite en una sartén antiadherente agregar la cebolla, el ajo y el apio. Cocinar durante aproximadamente 5 minutos hasta que se ablanden.

Paso 2: agregar las setas y el pimentón y cocinar por 5 minutos adicionales.

Paso 3: vierta el caldo en la sartén y cocinar por otros 10 minutos. Al menos la mitad del líquido debería haberse evaporado.

Paso 4: agregar la crema agria y revolver mientras se sazona con la pimienta.

Cocinar durante 5 minutos a fuego medio.
Paso 5: Servir inmediatamente y ¡a disfrutar!

Hamburguesa De Pollo Y Salsa De Tomate

Porciones: 4
Calorías: 135
Ingredientes

- 1 diente de ajo machacado
- 3 cebollinos (en rodajas)
- 1 cucharada de pesto
- 2 cucharadas de hierbas frescas cortadas (perejil, estragón y tomillo, etc.)
- 13 ¼ oz (375g) de pollo picado
- 2 tomates secados al sol (cortados)

1 cucharadita de aceite de olivas
Ingredientes de la salsa

- 9 oz (250g) de tomates Cherry (en cuartos)
- 1 chile rojo (sin semillas y cortado)
- 1 cucharada de cilantro (cortado)
- Corteza rallada y jugo de 1 lima

Preparación
Paso 1: mezclar todos los ingredientes para la hamburguesa con del aceite de olivas y

dividir en 4porciones. Aplanar para formar ruedas y cubrir. Colocar en la nevera para enfriar durante 30 minutos.

Paso 2: en un tazón no metálico mezclar todos los ingredientes de la salsa.

Paso 3: precalentar una parrilla. Después de refrigerar, barnice ligeramente las hamburguesas con aceite de olivas y cocine sobre la parrilla caliente durante 3-4 minutos por cada lado.

Paso 4: Servir inmediatamente con salsa y ¡a disfrutar!

Ensalada de Chorizo y Frijoles

Porciones: 4
Calorías: 135
Ingredientes

- 2 cucharaditas de aceite de olivas
- 4 ½ oz (125g) de chorizos (en rodajas)
- 2 chalotas o 1 cebolla roja pequeña (pelada y cortada)
- 2 tallitos de apio (en rodajas)
- 1 pimiento amarillo (sin semillas y cortado)
- 150 ml de vino (blanco)
- 14 1/2 oz (410 g) de frijoles cannellini

(enjuagados y escurridos)

- 5 ¼ oz (150 g) de tomates secados al sol (escurridos)
- 4 cebollinos (cortados y en rodajas)
- Un puñado de hojas frescas de perejil/albahaca

Rebanadas de Pan tostado, para servir

Preparación

Paso 1: calentar el aceite en un sartén y agregarel chorizo en rodajas y dejar freír durante unos 2-3 minutos.

Paso 2: agregar la pimienta, el apio y las chalotas/cebollas y sofreír durante unos 5 minutos.

Paso 3: agregar los frijoles e integrar a la mezcla, luego cocinar a fuego lento durante otros 3 minutos para que se calienten.

Paso 4: agregar los cebollinos y el tomate, servir en un bol cubierto con hojas de albahaca trituradas o perejil fresco .

Paso 5: Servir con pan y ¡a disfrutar!

Bocadillos de 100 calorías

Frutas

- 1 taza de arándanos - 83

- 1 naranja - 60
- 1 taza de fresas - 46
- ¼ taza de arándanos secos - 93
- 1 taza de melón - 60
- 1 toronja - 64
- 1 plátano pequeño - 90
- 1/3 aguacate (palta) - 107
- 1 taza de melón - 55
- 1 melocotón mediano - 40
- 1 pera mediana - 100
- 1 taza de frambuesas - 60
- 1 taza de moras - 62
  Vegetales
- 3 1/3 tazas de brócoli - 105
- 2 ½ pepino - 102
- 1 ¾ de maíz blanco dulce - 102
- 33 tomate cherry - 101
- 1 taza de col rizada - 36
- 1 zanahoria grande - 30
- 2 ½ taza de repollo – 85
  Lácteos
- 8 oz de leche descremada (o% de grasa) - 80
- ½ taza de leche con chocolate (1%) - 78
- Ensalada con queso mozzarella - 80

- 1 yogur griego sin grasa - 96
- ½ taza de queso cottage (1%) - 81
- 1 onza. Queso de cabra blando - 75
- ½ taza de helado de vainilla Blue Bunny - 100
- ½ taza de vainilla Breyer's sin azúcar - 100

Otros

- 1 taza de cheerios - 100
- 1 huevo cocido - 76
- 3 tazas de palomitas de maíz reventadas - 99
- Pan de pita relleno de queso - 94
- 1 barra Nature Valley - 59

Capítulo 6:Comidas para los días sin ayuno

Cumplir con lo que se requiere en los días de ayuno es importante y, aunque se puede volver a las comidas habituales durante los otros 5 días de la semana, eso no significa que deba comer cualquier cosa. La gente a veces cree que, como ayunaron y siguieron las instrucciones de los 2 días de ayuno de la semana, luego pueden comer lo que quieran. Hasta cierto punto, pueden hacerlo, pero es importante no exagerar o, de lo contrario, se aumentará el mismo peso que se acaba de perder o incluso lo peor, tal vez más.

Con la dieta 5:2 se enseña a controlar lo que entra en el cuerpo y, aunque no se pone énfasis en la mayoría de la semana (los 5 días sin ayuno), la práctica de observar lo que se come beneficiará aún más. ¿Por qué dejar de comer de manera saludable y menos de lo normal por solo 2 días cuando se puede duplicar o incluso triplicar sus resultados al comer de manera saludable? Eso no significa que no se pueda comer una rebanada de pastel, pero la salud no debería ser una cosa única, ya que muchas dietas representan una forma de vida, un estilo de vida. Para obtener mejores resultados, haga un esfuerzo adicional con estas deliciosas pero saludables recetas.

Desayunos

Ensalada Mexicana de Atún Fresco

Porciones: 2
Calorías: 309
Ingredientes

- 1 lata grande de atún (400 gramos / 14 oz)
- 1 cebolla grande cortada
- 1 tomate grande
- 1 taza de cilantro
- 1 lima

Preparación

Paso 1: Preparar previamente - colocar las cebollas cortadas en un tazón y agregar sal generosamente. Cubrir las cebollas con agua y dejar reposar durante unos 30 minutos. (Esto eliminará el sabor fuerte de las cebollas).

Paso 2: una vez remojadas las cebollas, escurrir y enjuagar con agua limpia.

Paso 3: Picar el cilantro y los tomates y mezclar en un tazón grande junto con las cebollas cortadas.

Paso 4: cortar y exprimir la lima sobre la mezcla de vegetales. (Usar un colador para atrapar cualquier semilla)

Paso 5: abrir la lata de atún, drenar el líquido y agregar el atún a los vegetales.

Paso 6: mezclar la ensalada asegurándose de que el atún se desmenuza y luego servir.

Burrito para el Desayuno

Porciones: 6
Calorías: 197
Ingredientes

- 1 pimiento mediano cortado (puedes usar la mitad de un rojo y verde)
- ½ taza de cebolla roja cortada
- 3 huevos grandes
- 6 claras de huevo grandes (3/4 para líquido)
- 6 rebanadas de tocino bajo en sodio (cortado y cocido)

- ¾ taza de queso cheddar picante 2% de grasa (rallado)
- 6 tortillas integrales bajas en carbohidratos
- Spray antiadherente de cocción

Preparación

Paso 1: rocíar la sartén con el aceite en aerosol para cocinar y colocar a fuego medio-alto.

Paso 2: colocar los pimientos y cebollas cortados en la sartén y saltear hasta que estén blandos.

Paso 3: reducir el fuego a medio, luego verter los huevos con las verduras y revolver hasta que estén bien revueltos y cocidos.

Paso 4: cubrir la tortilla con ⅓ de taza de la mezcla de huevo seguida de 2 cucharadas de queso y 1 rebanada de tocino (cortado).

Paso 5: enrollar todo y disfrutar con la familia o envolver y guardar en el congelador para otro momento.

Almuerzos

Ensalada Asiática Con Pollo Crujiente

Porciones: 6
Calorías: 173
Ingredientes

- 2 filetes de pechuga de pollo, sin piel, cortados en cubos de 1 "
- 1 cucharada de aceite de canola
- 1 cucharada de aceite de sésamo
- 3 tazas de repollo rallado Savoy (rizado), opcional Col China
- 2 tazas de lechuga romana cortada
- 1 zanahoria, pelada, en rodajas
- 2 cucharadas de semillas de sésamo, ligeramente tostadas

Aderezo:

- 2 cucharadas de miel
- 2 cucharaditas de mostaza Dijon
- 1 cucharada de salsa de soja, baja en sodio, opcional Bragg's liquid aminos
- 1 cucharada de vinagre de vino de arroz
- 1 cucharada de jugo de limón recién exprimido

Preparación

Paso 1: colocar una sartén antiadherente seca sobre fuego medio y colocar las semillas de sésamo durante unos 5 minutos o hasta que estén fragantes.

Paso 2: En una sartén mediana colocar aceite de canola y aceite de sésamo, cocinar los cubos de pollo a fuego medio-alto durante unos 10 minutos o hasta que estén cocidos y crujientes.

Paso 3: colocar el pollo, la lechuga, el repollo y las zanahorias cocidos en un tazón y espolvoree con las semillas de sésamo.

Paso 4: mezclar todos los ingredientes del aderezo y batir hasta que todos estén bien combinados.

Paso 5: rociar el aderezo sobre la ensalada y mezclar para combinar.

Milanesade pollo con ensalada de rúgula

Porciones: 4
Calorías: 289
Ingredientes

- 3 cucharadas de aceite de oliva (y aceite para la parrilla)
- 4 - 6 onzas de pechuga de pollo

deshuesada y sin piel
- ½ cucharada de cilantro molido.
- 1 cucharadita de sal kosher.
- ½ cucharadita de pimienta negra.
- 3 cucharadas de jugo de limón fresco.
- 5 onzas (140 g) de rúcula tierna (aproximadamente 6 tazas)
- 4 rábanos, en rodajas
- ½ cebolla roja pequeña (en rodajas)

Preparación

Paso 1: cubrir ligeramente la rejilla de la parrilla con aceite de cocina (consulte las sugerencias en "más información" para saber cómo).

Paso 2: cortarlas pechuga de pollo horizontalmente; abrir y picar a un grosor de ½ pulgada (el pollo se asa mas rápido cuando se parte y machaca)

Paso 3: con ½ cucharada de cilantro, ¼ cucharadita de pimienta y ½ cucharadita de sal sazonar la pechuga de pollo y ase en la parrilla a fuego alto hasta que esté cocida, aproximadamente 3 minutos por cada lado.

Paso 4: en un tazón grande, mezclar la

rúgula, los rábanos y la cebolla con del aceite, ½ cucharadita de sal y ¼ cucharadita de pimienta, jugo de limón, combinar.

Paso 5: Servir el pollo en un plato con la ensalada de rúgula.

Cena

Chuletas De Cerdo Asadas Con Salsa De Cilantro

Porciones: 6 6 (1 chuleta de cerdo + 1/3 taza de salsa/porción)

Calorías: 240

Ingredients

- 1 ½ tazas de melón cantaloupe en cubos
- 1 taza de tomates cortados
- ½ taza de pimiento verde cortado
- 2 cucharada de limonada descongelada concentrada.
- 2 cucharadas de cilantro picado (fresco)
- 2 cucharadas de cebolla verde cortada.
- ¼ cucharadita de sal
- 6 chuletas de lomo de cerdo con hueso (cada una de aproximadamente 7 onzas)

Preparación

Paso 1: combinar los primeros 3 ingredientes en un tazón.

Paso 2: cubrircon la limonada, el cilantro, las cebollas, la sal y dejar reposar en el refrigerador hasta que esté listo para servir.

Paso 3: Sazonar el cerdo con pimientos y dejar reposar hasta que esté listo.

Paso 4: cubrir ligeramente la rejilla de la parrilla con aceite de cocina (consulte las sugerencias en "más información" para saber cómo).

Paso 5: asar las chuletas de cerdo a fuego medio, tapada, durante aproximadamente 4 a 5 minutos de cada lado o hasta que el termostato indique 145°c (290°F), luego deje que se enfríe.

Paso 3: Servir las chuletas en un plato con la salsa y disfrutar.

Lacitos con Pollo y Pesto

Porciones: 4
Calorías: 539
Ingredientes

- 8 oz (225g) de pasta de lacitos
- 1/2 taza de agua de pasta reservada
- 1/2 lb. de judías verdes frescas, con los extremos recortados
- 2 tazas de pollo asado preempacado
- 1/2 taza de salsa de pesto baja en grasa

Preparación

Paso 1: preparar la pasta como se indica en las instrucciones del paquete.

Paso 2: reservar media taza de agua de la pasta después de escurrir.

Paso 3: mientras tanto, en una cacerola poco profunda sumergir las judías verdes y cocer al vapor, a fuego medio durante 15 minutos.

Paso 4: mezclar el pesto, la pasta, las judías verdes, el agua de la pasta y el pollo (cortado en trozos pequeños) en un tazón grande y revolver hasta que estén bien mezclados. ¡Servir y disfrutar!

Capítulo 7:Alcanzando el Objetivo con la Dieta 5:2

El propósito de este libro es proporcionar la información correcta que le guiará a través de la dieta 5:2. Asumiendo que usted tiene un objetivo u objetivos de pérdida de peso que le gustaría alcanzar. La dieta 5:2 le ayudará a lograr esos objetivos brindandole aún más beneficios. El uso de la información provista en el libro hasta ahora definitivamente traerá resultados, pero para maximizar su éxito, he agregado algunos consejos le serán de utilidad en este viaje hacia mas saludable y delgada versión de sí mismo.

Consejo # 1 – Decir adiós a la comida chatarra

¿Cuál es una de las cosas con la que las personas tienen problemas cuando están a dieta? Bueno, realmente puedo decir más de una, pero la tentación es el común denominador en muchas dietas, especialmente al comienzo de las mismas. Es cierto que solo estás haciendo dieta durante 2 días a la semana, pero tener tu chocolate favorito en esos días puede hacer que el día parezca mucho más largo con esa tentación. Ahora, algunas personas pueden decir que las tendré mañana y eliminaré esa tentación, pero si no eres una de esas personas, sugiero que te deshagas de la comida chatarra y rápido.

Consejo # 2 - Beber mucha agua

Mantenerse hidratado en los días de ayuno es importante y lo ideal es beber más de la recomendación habitual de 8 vasos. ¿Por qué? En los días de ayuno, no hay duda de que va a sentir hambre y tomar mucha agua puede reducir la molesta sensación que pueda experimentar. Este truco se utiliza en muchas otras dietas. También a veces, dependiendo de sus hábitos alimenticios, su cerebro confundirá el hambre con sed cuando todo lo que necesita hacer es beber más agua. El consumo de más agua en los días de ayuno le dará la impresión de que está lleno y le hará manejar estos días más fácilmente de lo normal.

Consejo # 3 - Estar ocupado en días de ayuno

No es ningún secreto que las personas tienden a comer mas cuando están aburridas o simplemente están desocupadas, por lo que debe tratar de evitar todo lo posible el ocio en los días de ayuno. Estar ocupado en los días de ayuno actuará como una distracción y el día pasará mucho más rápido. Si hay días en la semana en los que está más ocupado que otros, intente programarlos como sus días de ayuno para ver cómo le va. Por lo que he visto y experimentado por mí mismo, un día de ayuno ocupado es un día de ayuno bien manejado.

Consejo # 4 - Aprender a contar las Calorías

La base de esta dieta es que en los días de ayuno limita su ingesta de calorías a no más de 500 calorías y para ello debe tener en cuenta lo que ingiere. En los Capítulos anteriores tiene recetas realmente geniales que pueden simplificarlo, así como otras sugerencias de alimentos que lo pueden guiar. Sin embargo, si estás buscando formas de calcular la ingesta de calorías, hay muchas opciones en línea, algunas de las cuales son mi contador de caloríasyel rey de las calorías.

Consejo # 5 - Planifique con anticipación

Antes de que comience su día de ayuno, debe tener al menos una idea de lo que va a comer y cuándo durante el día. Esto lo hace menos confuso y más claro para usted. No creo que quiera estar en la nevera preguntándose qué debo preparar cuando ya tiene hambre, ¿verdad? Un día bien planificado hará que la experiencia sea más fácil y menos frustrante.

Capítulo 8: Preguntas frecuentes

P. ¿En qué días de la semana debo programar mis días de ayuno?

2. En el libro mencionamos que los días de ayuno no deberían ser consecutivos, pero la razón principal para eso es poder acostumbrarse a la dieta y no colocar demasiado estress en el cuerpo al principio. Si es consecutivo o no consecutivo no importa, pero la mayoría prefiere no consecutivos. Por ejemplo Lunes y jueves.

P. ¿Puedo hacer ejercicio en un día de ayuno?

1. Estudios realizados han demostrado que las personas que hacen ejercicio en los días de ayuno tienden a quemar más grasa de lo habitual, por lo que puede hacerlo si está interesado. Sin embargo, no se deben intentar entrenamientos intensos y, si por alguna razón te sientes incómodo durante el ejercicio, detente de inmediato.

P. ¿El ayuno tiene efectos secundarios?

2. Los efectos secundarios que se

experimentan durante el ayuno son de esperarse, como lo es el sentirse con hambre y eso es solo lo intenta por primera vez. Algunos han informado que sufren dolores de cabeza y algunas veces están estreñidas, pero creo que eso puede deberse a la falta de agua durante los días de ayuno.

P. ¿Qué hago después de haber alcanzado mi meta del peso ideal?

1. La dieta 5: 2 no es algo que haga una vez y vuelva a sus viejos hábitos, para la mayoría es una forma de vida y si ha alcanzado su meta y se siente cómodo, no hay problema. Para mantener su peso, todo lo que tiene que hacer es reducir sus días de ayuno a solo uno por semana. De esa manera, se mantiene el peso y la salud.

P. ¿Qué debo hacer si no estoy perdiendo peso?

9. Si no se está perdiendo peso hay que cambiar el patrón. Intente con 4:3 en lugar de 5:2 y observe cómo funciona para usted. En otros casos, las personas podrían estar devolviendo lo que

perdieron en los 5 días de no ayunar, así que vigile lo que come en los días sin ayuno. Intente cambiar los alimentos no tan saludables por los saludables..

Conclusión

¡Lo logramos!

Has leído todo el libro y te aplaudo por eso. Ahora estás equipado con la plataforma de información completa para comenzar en este viaje de éxito. En este libro se presentó todo lo que necesita, desde lo básico sobre la dieta 5:2 hasta las diversas recetas que lo ayudarán a entender. Úsalo ahora y toma acción. No seas los que no toman medidas al no actuar de acuerdo con ningún plan o instrucciones. Permita que las personas pregunten por qué se ve tan bien y confíe en decirles que USTED lo hizo posible porque quería un cambio y estaba comprometido con una nueva forma de vida. Cuando se trata de su salud, conviértalo en una prioridad y cambie su vida.

Parte 2

Prólogo

Los siguientes capítulos te permitirán conocer un nuevo y sorprendente estilo de vida. Al implementar un régimen de ayuno sencillo, podrás acelerar la pérdida de peso y obtener muchos beneficios.

En este libro encontrarás toda la información que necesitas saber sobre el ayuno intermitente. También encontrarás programas de comidas que te ayudarán a poner en práctica un régimen de ayuno en tu vida.

En este libro no se abordará sólo un ciclo de ayuno intermitente, sino varios. Encontrarás un régimen de ayuno en cada uno de los ciclos. De esta manera podrás probar todos los ciclos de ayuno y ver cuál funciona mejor para ti.

Lo mejor del ayuno intermitente es que no requiere ningún cálculo ni de matemáticas complicadas. Puedes además mantener un programa de ejercicios regular, lo que añadirá más beneficios para tu salud. Sentirse hambriento es lo que más le preocupa a la gente, pero tu organismo se adaptará, y no tendrás que preocuparte por los retortijones de hambre mucho tiempo.

Comencemos con tu nuevo estilo de vida saludable y profundicemos en la información por la que viniste.

En el mercado hay muchos libros sobre este tema, ¡gracias de nuevo por elegir éste! Se ha hecho todo lo posible para garantizar que este libro contenga la mayor cantidad de información útil posible. ¡Por favor, disfrútalo!

Ayuno intermitente.

El ayuno intermitente se ha convertido en una de las tendencias de fitness y salud más populares en todo el mundo. La gente utiliza este método de alimentación para adelgazar, simplificar su estilo de vida y mejorar su salud. Incluso hay estudios que demuestran que puede afectar poderosamente al cerebro y al cuerpo, y que podría ayudarte a vivir más tiempo.

Ayuno intermitente, o AI, es un término utilizado para referirse a un régimen especial de alimentación que va a oscilar entre el ayuno y los períodos de alimentación. No establece ninguna de las comidas que puedes comer, sino sobre cuándo puedes comer.

Debido a esto, no se trata de una "dieta" en el sentido clásico. Es mejor describirlo como un "patrón de alimentación". Algunos de los métodos más comunes de AI implican un ayuno diario de 16 horas, o un ayuno de 24 horas dos veces a la semana. La raza humana ha ayunado durante toda su evolución. Esto se hacía a veces porque no había comida disponible, por lo que el ayuno ha sido una parte importante de las religiones, como el budismo, el islam y el cristianismo.

Si lo piensas bien, permitir que tu cuerpo ayune de vez en cuando es un tanto más natural que comer de tres a cuatro o más comidas todos los días. Las personas, en su mayor parte, ayunan todos los días mientras duermen. Esto significa que el ayuno intermitente es tan sencillo como prolongar ese ayuno durante unas horas más.

Esto puede lograrse no desayunando, comiendo por primera vez al mediodía y luego comiendo por última vez a las ocho. Así ayunarás durante 16 horas y restringirás el tiempo que comes a una ventana de ocho horas. Este es el ayuno más conocido, comúnmente llamado como el método 16/8.

A pesar de lo que puedas estar pensando en este momento, el ayuno intermitente es bastante fácil de realizar. La mayoría de las personas han declarado que se sienten mejor y tienen mucha más energía mientras ayunan. El hambre tiende a no ser un gran problema, aunque a veces puede ser una molestia al principio, cuando el organismo se está acostumbrando a pasar mucho tiempo sin comer.

No puedes consumir ningún alimento durante tus períodos de ayuno, pero se te permite beber café, agua y cualquier otra bebida que no tenga calorías. Algunos tipos de ayuno intermitente te permitirán consumir pequeñas cantidades de comidas bajas en calorías durante tus períodos de ayuno. Incluso puedes tomar suplementos durante las ventanas de ayuno, siempre y cuando no contengan calorías.

Cómo funciona el cuerpo durante el ayuno.

Al comer, tu cuerpo tarda unas horas en procesar los alimentos, quemando lo que puede de lo que acabas de comer. Debido a que esta energía es fácil de quemar y está disponible el cuerpo va a elegir usar esta energía en lugar de utilizar la grasa que ha almacenado. Esto se aplica especialmente si has comido azúcar o carbohidratos, ya que el cuerpo prefiere quemar el azúcar para obtener energía antes que cualquier otra cosa.

Durante el ayuno, en aquel momento donde no estás consumiendo nada y el cuerpo no está digiriendo alimentos, el organismo no tiene ningún alimento recién ingerido para utilizarlo como fuente de energía. Durante este tiempo, probablemente utilice la grasa almacenada porque es la única fuente de energía que tiene disponible.

Esto es lo mismo que ocurre cuando haces ejercicio durante el ayuno. Sin una fuente de glucógeno ni de glucosa para usar, las cuales se han agotado en el transcurso de tu ayuno, y no han sido reabastecidas con comida antes de tu entrenamiento, el cuerpo se ve forzado a adaptarse y a extraer de la única fuente de energía disponible: la grasa almacenada.

El organismo reacciona al consumo de energía produciendo insulina. Cuanto más sensible a la insulina sea el cuerpo, mayor será la probabilidad de que utilice eficientemente los alimentos que ingieres, y el cuerpo es más sensible a la insulina después de un período de ayuno.

Estas alteraciones en la sensibilidad y en la producción de insulina pueden ayudarte a perder peso y a crear músculos.

El glucógeno es un almidón que se almacena en el hígado y los músculos y que el cuerpo puede utilizar como combustible si es necesario, se agota mientras duermes, y se agota aún más cuando entrenas, lo que produce un aumento de la sensibilidad a la insulina. Esto significa que, si comes después de hacer ejercicio, la comida se almacenará de forma más eficiente.

Durante este período, cualquier cosa que consumas se utilizará de varias maneras: se convertirá en glucógeno y luego se almacenará en el músculo o se quemará para obtener energía inmediatamente y ayudar a que se recupere, con cantidades mínimas de comida almacenada en forma de grasa.

Veamos por lo que pasa el cuerpo en un día normal, sin ayunar. Con la sensibilidad a la insulina en niveles regulares, los alimentos y carbohidratos que ingieras verán reservas completas de glucógeno y suficiente glucosa en la sangre, lo que te hará más propenso a almacenar alimentos en forma de grasa.

Y no sólo eso, sino que la hormona del crecimiento aumentará durante los estados de ayuno, tanto durante el sueño como durante los períodos de ayuno. Combina el aumento de la secreción de la hormona de crecimiento: la disminución de la producción de insulina, y estarás básicamente preparando al cuerpo para perder grasa y a generar músculo a través del ayuno intermitente.

Ciclos de ayuno.

El ciclo de ayuno más popular es el ayuno de 16 horas, que incluye el sueño. Este sólo requiere que cambies tu desayuno por una taza de café o cualquier otro líquido no calórico y que consumas el almuerzo como tu primera comida. Así, por ejemplo, el ayuno de las ocho de la noche al mediodía sería de 16 horas.

Existen varios otros métodos de ayuno intermitente, pero el 16:8 es el mejor para empezar. Es efectivo y fácil de hacer, además no requiere de un conteo de calorías.

Con otros programas de ayuno, entre más largo sea el período de ayuno, más difícil será de lograr, pero será más efectivo. A continuación, se presentan otras dos opciones de uso común:

- 24 horas de ayuno, normalmente de cena a cena, una o dos veces por semana. Este es extremadamente efectivo y se puede seguir con bastante facilidad.

- Dieta 5:2. Consume lo que necesites para sentirte satisfecho cinco días a la semana y luego consume una dieta estricta de calorías los otros dos días. Normalmente son 500 calorías para mujeres y 600 para hombres. Esta tiende a ser más difícil porque requiere contar calorías y más planificación, pero algunas personas prefieren este ciclo.

Seguridad en el ayuno.

Hay algunas personas que deben evitar el ayuno intermitente, o al menos tener mucho cuidado. Esta herramienta para bajar de peso definitivamente no es para todos. Si tienes un peso inferior al normal, o si alguna vez has sufrido un trastorno alimenticio, entonces no deberías empezar a usar el ayuno intermitente sin hablar primero con tu médico. Puede ser perjudicial en casos como este.

Existen indicios de que el ayuno intermitente podría no ayudar a las mujeres en la misma medida que a los hombres. Un estudio encontró que ayudaba a la sensibilidad a la insulina en los hombres, pero que empeoraba el nivel de azúcar en sangre en las mujeres.

No hay ningún estudio en humanos sobre esto. Estudios realizados en ratas han encontrado que el ayuno intermitente hace que las ratas hembras sean infértiles, masculinizadas, demacradas y pierdan ciclos.

Hay algunos informes anecdóticos de que el ciclo menstrual de las mujeres se interrumpió cuando comenzaron el AI, pero volvió a la normalidad cuando dejaron de hacerlo. Debido a esto, es necesario que las mujeres tengan cuidado si deciden comenzar un ayuno intermitente. Relájate, y si terminas experimentando algo como amenorrea, entonces deja de hacerlo. Esto no quiere decir que deberías probar el AI. Ninguno de los estudios se ha realizado en humanos, y cada persona es diferente. Dale una oportunidad al AI, y si tú, tú misma, experimentas una reacción adversa, entonces deja de hacerlo. Sólo escucha a tu cuerpo, él sabe lo que es mejor.

Si tienes problemas con la fertilidad, o si está tratando de concebir, entonces probablemente deberías postergar el ayuno intermitente por ahora. No es una buena idea utilizar el ayuno intermitente si estás amamantando o embarazada.

Otros que deberían tener cuidado con el ayuno intermitente:

- Si eres adicto al azúcar o a la comida el ayuno intermitente sólo aumentará tus antojos e incrementará tus posibilidades de recaída, así que debes tener mucho cuidado.
- Si sufres de insomnio o estás estresado, tienes que encargarte de eso primero o el ayuno podría terminar siendo demasiado agotador para tu cuerpo.
- Si tomas algún medicamento, especialmente insulina, es posible que debas ajustar las dosis durante el ayuno. Deberías discutir esto con tu

médico.

- Las mujeres que amamantan, los niños en crecimiento y las mujeres embarazadas no deben hacer ayunos prolongados porque su necesidad de nutrientes es mayor.

En cuanto a los efectos secundarios, el hambre es el principal. También puedes experimentar debilidad, y puede parecer que tu cerebro no funciona tan bien como antes. Esto será temporal, ya que tu cuerpo tardará un tiempo en adaptarse a tu nuevo horario de comidas. Si padeces alguna afección médica grave, debes hablar con tu médico antes de comenzar el ayuno intermitente. Esto se aplica especialmente si se presenta alguna de las siguientes situaciones:

- Haber sufrido alguna vez de un trastorno alimentico.
- Estar por debajo de tu peso ideal.

- Tomar ciertos medicamentos.
- Tener problemas presión baja en la sangre.
- Tener problemas para regular los niveles de azúcar en la sangre.
- Haber sido diagnosticado con diabetes.

A pesar de todo lo dicho, el ayuno intermitente tiene un perfil de seguridad asombroso. No hay nada "peligroso" en no comer durante unas horas extras al día si estás bien de salud y bien alimentado.

El ayuno intermitente definitivamente no es algo que alguien deba hacer. Es sólo uno de varios cambios en el estilo de vida que pueden ayudar a tu salud. El consumo de alimentos nutritivos, el ejercicio regular y tener un ciclo de sueño saludable son las cosas más importantes en las que debes centrarte.

Si la idea de ayunar no te sienta bien, entonces puedes ignorar todo lo que se ha dicho y seguir adelante. Continúa haciendo lo que está funcionando para ti en este momento. A la postre, no existe una solución nutricional única para todos. La mejor dieta para ti es la que puedes seguir a largo plazo.

El ayuno intermitente es buena opción para algunos, pero no para otros. La única manera de saber a qué lado perteneces es probando. Si te sientes bien mientras ayunas y encuentras que es una manera viable de comer, entonces ésa podría ser una herramienta increíble para mejorar tu salud y perder peso.

Beneficios para la salud.

El ayuno, cuando se practica, puede llevar a varios cambios en el metabolismo del cuerpo. Estas variaciones normalmente comienzan unas horas después de comer, cuando tu cuerpo entra en lo que se conoce como el estado "post-absortivo", en lugar de estar en una digestión continua. Muchas personas consideran el ayuno como parte de la mejora del bienestar espiritual, pero la mayoría lo hacen por razones médicas y de salud.

Las personas que se someten a cirugía u otros tipos de procedimientos médicos que requieran anestesia deben ayunar antes de su tratamiento, pero el ayuno también se utiliza antes de muchos otros exámenes médicos. Estos incluyen un panel de lípidos, la medición de la glucosa en la sangre, o la prueba de colesterol. Esto ayuda a los médicos a obtener un resultado más preciso y a establecer una referencia para utilizarla en futuras pruebas si es necesario. Veamos algunos de los grandes beneficios que el ayuno intermitente puede proporcionar.

Perdida de peso y grasa corporal.

La mayoría de las personas eligen el ayuno intermitente como método para bajar de peso. Cuando realices ayunos intermitentes, sólo tendrás que comer menos. El resultado final sería un menor consumo de calorías, siempre y cuando no se sobrecompense consumiendo más alimentos de los que se deberían consumir durante el tiempo que se come. El ayuno intermitente también mejora las funciones hormonales que ayudan a perder peso. Con el aumento de los niveles de norepinefrina, los niveles más bajos de insulina y los niveles más altos de la hormona del crecimiento mejora la descomposición de la grasa corporal y ayuda a utilizarla como fuente de energía.

Por esta razón, el ayuno a corto plazo mejorará su tasa metabólica entre un 3,6 y un 14 por ciento. Esto significa que el ayuno intermitente funcionará en ambos lados de la ecuación calórica. Mejora la tasa metabólica y reduce la cantidad de alimentos que consumes. En una reseña de 2014, se halló que el ayuno intermitente puede causar una pérdida de peso de tres a ocho por ciento en un período de tres a 24 semanas. También se perdió entre el cuatro y el siete por ciento del perímetro de su cintura.

Reducción de la resistencia a la insulina.

La diabetes tipo 2 se ha vuelto más común en las últimas décadas. Una de las principales características son los altos niveles de azúcar en la sangre. Cualquier cosa que pueda ayudar a reducir la resistencia a la insulina debe reducir los niveles de azúcar en la sangre y ayudará a proteger a las personas contra el desarrollo de la diabetes tipo 2. También se ha descubierto que el ayuno intermitente ofrece varios beneficios importantes para la resistencia a la insulina y que puede llevar a una reducción asombrosa del azúcar en la sangre. Según estudios, se ha descubierto una reducción del azúcar en sangre de entre tres y seis por ciento y una reducción de la insulina de entre 20 y 31 por ciento en las personas.

Vida prolongada.

Uno de los muchos y asombrosos beneficios para la salud que ofrece el ayuno intermitente es que puede prolongar la vida de una persona. De acuerdo con los estudios, se prolongó la vida de ratas a través de la reducción continua de la ingesta de calorías. Algunas investigaciones han revelado efectos dramáticos. Otro estudio reveló que las ratas que han ayunado día por medio viven un 83% más que las ratas que no ayunaron.

Comprender el hambre.

Es importante que aprendas a entender las señales de tu cuerpo, y el ayuno intermitente es la manera perfecta de entender tus ciclos de hambre. Si tu cuerpo no es alimentado, entra en modo de inanición, sufrirás retortijones de hambre que se atribuyen comúnmente a antojos psicológicos. Por lo general, estos deseos emocionales se confunden con el hambre, pero el ayuno dará a las personas la oportunidad de sentir verdaderos dolores de hambre, y posiblemente hasta síntomas de desintoxicación y abstinencia frecuentes en el consumo típico de alimentos procesados. También podrás disfrutar de una mejor apreciación de la comida. Cuando comas después de un período de hambre real, sabrás realmente cómo se supone que se siente comer. Cada bocado sabrá un poco más delicioso que el anterior. Experimentarás placer y satisfacción profunda. Valdrá completamente la pena el hambre que sufras para llegar allí.

Beneficios para la salud del corazón.

La mayor causa de muerte en el mundo son las enfermedades al corazón. Es de conocimiento común que muchos factores de riesgo están conectados al aumento o disminución del riesgo de enfermedad cardíaca. Se ha descubierto que el ayuno intermitente mejora numerosos factores de riesgo, entre los que se incluyen los niveles de azúcar en la sangre, los marcadores inflamatorios, los triglicéridos en sangre, las LDL y colesterol total, y la presión arterial.

6.   Reduce el estrés oxidativo

Cuando hay un desequilibrio en la producción de oxígeno reactivo y sus defensas antioxidantes, puede causar estrés oxidativo. El estrés oxidativo puede conducir a otras enfermedades graves como el cáncer y las enfermedades crónicas. Los radicales libres pueden reaccionar con moléculas esenciales, incluyendo proteínas y ADN, dañando las moléculas y causando desequilibrio. La reacción de peso que ocurre debido al ayuno intermitente regular lleva a una reacción de estrés oxidativo. Lo que significa que te ayudará a evitar desarrollar condiciones severas que son causadas por el estrés oxidativo. Una mejor capacidad antioxidante es un gran beneficio que se obtiene con el ayuno intermitente, y que la gente no debe pasar por alto si quiere mejorar su bienestar y salud.

Ayuda a prevenir el cáncer.

El ayuno intermitente estimula la producción de la hormona del crecimiento, que es vital para reducir las posibilidades de desarrollar cáncer de cualquier tipo. Cuando comes regularmente, el cuerpo produce más células y esto puede aumentar la velocidad de la producción de células cancerosas. El ayuno, sin embargo, puede ayudar a dar algo de descanso para esta infame producción y disminuir la posibilidad de que nuevas células se vuelvan cancerosas. Algunos estudios han demostrado que cuando el ayuno intermitente se combina con la quimioterapia, ayuda a tu sistema inmunológico a atacar las células del cáncer de piel y de mamas.

Acelera la recuperación y la salud.

Hacer ejercicio durante el ayuno puede ser difícil al principio, pero tiene grandes beneficios cuando combinas los dos, especialmente cuando haces una buena rutina de ejercicios durante la última parte de tu período de ayuno. Algunos estudios han revelado que después de tres semanas de ayuno nocturno regular los ciclistas de resistencia experimentaron una recuperación rápida después del entrenamiento, sin disminuir el rendimiento. Con los estudios de entrenamiento con pesas en ayunas descubrieron que había un aumento en la "respuesta anabólica intramiocelular" del sujeto a su comida después del entrenamiento. Esto demuestra que el período de ayuno elevó algunos indicadores fisiológicos del crecimiento muscular.

Provoca autofagia.

Durante el ayuno, las células del cuerpo comenzarán a realizar un proceso conocido como autofagia. Con el tiempo, las proteínas dañadas o disfuncionales se acumularán en sus células, y este proceso de eliminación de desechos ayudará al cuerpo a filtrar el exceso de material. Este proceso es importante para que el cuerpo se desintoxique y se repare a sí mismo, y algunos investigadores afirman que el aumento de la autofagia provoca un aumento en la protección de varias enfermedades, como el Alzheimer y el cáncer. La autofagia ayudará a las células a superar el estrés causado por causas externas, como la privación de nutrientes importantes, y problemas internos, como infecciones invasoras o patógenos.

Protege contra enfermedades autoinmunes.

Estudios han revelado que el ayuno cada tres días es efectivo para reducir la autoinmunidad y promover la regeneración. Muchos estudios han descubierto que los períodos de ayuno pueden revertir los síntomas de la EM en animales de estudio. El ayuno también puede ayudar a mejorar y prevenir el lupus eritematoso sistémico.

Vive una vida mejor.

El ayuno ha sido parte de la vida humana

desde los días de nuestros primeros antepasados. A menudo tenían que ayunar si no había comida disponible debido a su estilo de vida de cazadores-recolectores o a la hambruna. Hoy en día, el ayuno intermitente se ha popularizado porque las investigaciones han revelado que el ayuno tiene muchos beneficios para la salud.

Empieza a quedar claro que los beneficios del ayuno intermitente llegan aún más lejos, con una enorme implicación para la salud cerebral. Estudios han demostrado que el ayuno intermitente mejora la plasticidad sináptica, mejora las pruebas de memoria para los ancianos, conduce al crecimiento neuronal, promueve la recuperación después de una lesión cerebral traumática o un accidente cerebrovascular, disminuye el riesgo de enfermedades neurodegenerativas como el Parkinson y el Alzheimer, y podría mejorar la función cognitiva y la calidad de vida de aquellos que ya han sido diagnosticados con esos tipos de enfermedades. También se ha descubierto que el ayuno intermitente desempeña un papel terapéutico y preventivo en trastornos del estado de ánimo como la depresión y la ansiedad.

El sistema nervioso es vulnerable al envejecimiento, y esto se manifiesta con demasiada frecuencia en trastornos neurodegenerativos. Se ha demostrado que el ayuno intermitente y la restricción calórica pueden prolongar la duración del sistema nervioso de una persona al influir en las vías de señalización celular y metabólica que ayudan a regular la esperanza de vida. El ayuno intermitente ayuda a proteger las neuronas contra los factores ambientales y genéticos a los que podrían someterse durante el envejecimiento.

Para obtener mejores resultados con el ayuno intermitente, es necesario que aumentes el ritmo de trabajo. Para un principiante, probablemente es mejor empezar con un ciclo de tiempo restringido. Esto significaría no comer durante 16 a 18 horas del día, y comer durante las otras ocho a seis horas. Esto puede ser difícil la primera vez que lo haces. Si puedes hacer las 16 horas del primer día, entonces es bueno para ti, pero hay ciertas cosas que puedes experimentar.

- Es posible que se te agoten los nutrientes

Si no se establece un programa de ayuno y se planifican las cosas, se corre el riesgo de deficiencias nutricionales que derivan a una función mental deficiente y fatiga.

- Podrías enfermarte

Si haces ejercicio durante el ayuno, especialmente en sesiones largas e intensas, los niveles de cortisol podrían suprimir temporalmente el sistema inmunológico. Cuanto más tiempo pases sin alimentarte, mayores serán tus posibilidades de desarrollar una infección, hambre extrema, fatiga y dolores de cabeza.

Durante tu primer ayuno, es probable que

tu mente esté llena de pensamientos obsesivos sobre la comida en caso de que no seas capaz de mantenerla ocupada en otra cosa. Esto significa que la abstinencia abrupta probablemente no es la mejor manera de proceder. Los expertos sugieren comenzar con sólo un par de días a la semana y luego ir subiendo, mientras que otras personas sugieren aumentar lentamente la cantidad de horas de ayuno de 12 a 14, y así sucesivamente hasta que alcances tu meta. Pero hay quienes sugieren que el ayuno no es para todo el mundo, si te sientes constantemente desdichado, deberías dejar de hacerlo.

Es mejor comenzar con 12 horas, al principio. Esto sería desde las ocho de la noche hasta las ocho de la mañana, la mayor parte de las cuales estarás durmiendo. Luego, lentamente, comienza a extender esas horas durante una semana, y descubrirás que los pensamientos intensos desaparecerán.

Es mejor que establezcas una rutina diaria. Esto hará que el ayuno sea más fácil. Mark Mattson, un neurocientífico que ha estado ayunando intermitentemente durante los últimos 35 años, ofrece algunas sugerencias. Sugiere que tomes café o té por la mañana, mientras aún estás en ayunas, y que intentes mantenerte ocupado hasta la una.

Si te ejercitas con regularidad, debes hacerlo alrededor del mediodía. Después de tu entrenamiento, puedes comer tu primera comida, pero mantén una dieta moderada de alimentos saludables. No te atragantes. Después podrás consumir el resto de tu comida durante el día al final de la tarde y al principio de la noche. Encontrarás que tu mente estará más clara y serás más productivo durante las horas de la mañana.

Así que intenta tachar la mayor parte de tu lista de cosas por hacer durante las horas de ayuno de la mañana. Llénate con café negro, té verde y agua. Encuentra algo que te ayude a superar la última hora de ayuno, haz ejercicio alrededor del mediodía, y luego come tu primera comida. Algo como bayas, almendras y yogur griego es una buena idea. Esto asegurará que no se compense la comida perdida. El resto del día debería ser fácil.

Cena alrededor de las seis o algo así, incluso puedes comer postre si quieres. Después de unos días, esta se convertirá en tu nueva norma. No deberías experimentar más el hambre. De esta manera, te darás cuenta de que toda la energía que gastaste en comida será utilizada para mejorar tu concentración. Por supuesto, hay otros métodos de ayuno que puedes seguir, y los veremos en el último capítulo, pero aun así obtendrá los mismos beneficios sin importar el horario que sigas.

Esos retortijones de hambre que sientes

no siempre son motivo de alarma. Hay tantos mitos sobre la comida; el desayuno no es realmente la comida más importante. De hecho, no hay ningún dato real que pruebe que te hace más delgado o saludable. Comer con más frecuencia no estimula el metabolismo. El cuerpo no va a quemar grasa al tener un suministro constante de carbohidratos a través de tu organismo. Contrariamente a la creencia popular, los retortijones de hambre no significan que debas llenarte de inmediato con comida.

Mucha gente responderá a la llamada de un antojo como lo hacen con el timbre de un teléfono, a menudo y con urgencia, pero con el ayuno aprenderás a sentirte cómodo con la sensación de hambre. Ve estos retortijones de hambre como si fueran padres: a veces autoritarios, siempre testarudos, pero sus consejos no siempre serán los correctos o garantizados. Mantener un horario, tomar café y té, y saber que el hambre es sólo una sensación que viene y se va. Asegúrate de no dejarte llevar demasiado lejos. El ayuno intermitente no debe ser una forma de pasar hambre.

Cuando decides comprometerte con una dieta como "Whole30" o "WeightWatchers", tienes puntos que añadir, alimentos que tienes que evitar y una lista de lo que debes hacer y lo que no debes hacer que puede volverte loco. Las reglas para el ayuno intermitente son ridículamente simples, no se requiere ningún libro de cocina o guía, y no tienes que ser falso a la hora de comer. Puedes comer postre, chocolate y tomar vino.

Lo mejor es que se siente genial. Los primeros días de hambre pueden no ser placenteros, pero una vez que lo hayas superado, tu energía se disparará. Comer se convertirá en una experiencia placentera en lugar de ser sólo comida que te tragarás. Encontrarás que la comida que comes tendrá mucho más sabor.

Pronto descubrirás que a través del ayuno intermitente tu día será más liviano. El expresidente Obama hizo una entrevista con VanityFair y declaró algunas estrategias que utilizó para simplificar su vida. "Verás que sólo uso trajes grises o azules. Estoy tratando de reducir las decisiones. No quiero tomar decisiones sobre lo que estoy comiendo o vistiendo porque tengo demasiadas otras decisiones que tomar".

Este concepto se conoce como fatiga por decisión y puede afectar tu capacidad de tomar decisiones a lo largo del día. La simplificación de sus opciones de vestimenta ayudó a simplificar la vida de los presidentes. El ayuno intermitente puede ofrecer los mismos beneficios. Al no tener que preocuparte por comer hasta la una o las dos de la tarde, reducirás la fatiga de decisión y aumentarás tu fuerza de voluntad durante el resto del día.
Esto significa que tendrás más energía para usar en otras áreas de tu vida.

Una de las mejores maneras para que la gente encuentre el éxito y la felicidad en la vida es deshacerse de las cosas innecesarias y centrarse sólo en lo que se necesita.

Si eres una persona que viaja, es posible que encuentres aún más éxito en el ayuno. Los aeropuertos no ofrecen demasiadas opciones de alimentos saludables. Puedes usar tus días de viaje como días de ayuno, y luego puedes comer más y mejor comida en los días en que tienes más opciones de alimentación.

No tendrás la misma experiencia que todos los demás con el ayuno intermitente. Por eso necesitas hacer tu experimento personal. Citar estudios o seguir los consejos de un aficionado puede ayudar. Pero recuerda, para obtener resultados *reales*, necesitas experimentar, ajustar y repetir. No permitas que algún estudio de investigación dicte lo que necesitas hacer. Elige lo que más te convenga y céntrate en ello. Si quieres un consejo confiable, busca ayuda profesional de un médico.

Planes de comida en ayunas.

En este último capítulo, encontrarás el programa de ayuno para los ciclos de ayuno intermitente más populares. Puedes leer todos los ciclos y así tener una idea de cuál prefieres seguir. Todo el mundo tiene horarios distintos, y por eso hay tantos ciclos diferentes.

Si sientes que tienes que forzar un ciclo de ayuno en tu horario regular, entonces probablemente no va a funcionar muy bien para ti. Elige un método que te haga la vida más fácil y que puedas seguir.

Cada uno de los ciclos de ayuno tienen reglas propias sobre cuánto tiempo debes ayunar. Examinaremos algunos de los métodos de ayuno más populares y cómo funcionan.

Muchas de las personas que eligen seguir

un ciclo de ayuno intermitente también siguen una dieta baja en carbohidratos o cetogénica. No es necesario. Puedes seguir cualquiera de estos ciclos con cualquier tipo de dieta que elijas consumir. Podría ser una dieta vegana, vegetariana, paleo, baja en carbohidratos o una dieta regular. De todas formas, obtendrás todos los beneficios sin importar los alimentos que consumas durante tus fases de alimentación.

Leangains.

El protocolo Lean Gains fue creado por el nutricionista Martin Berkhan, y es una metodología nutricional basada en el ayuno intermitente y el entrenamiento con grandes pesos (cargas).Este es el ciclo perfecto para los aficionados al gimnasio interesados en quemar grasa corporal y construir músculo.

Las mujeres deben ayunar durante 14 horas, y los hombres ayunarán durante 16 horas todos los días. Comerán durante las ocho a diez horas restantes. Durante el ayuno no se deben consumir calorías. Puedes comer chicles sin azúcar, refrescos dietéticos, agua, edulcorantes sin calorías y café negro. Si es necesario, puede agregar un chorrito de leche a tu café. La mayoría de las personas que siguen esto ayunan durante la noche y en la mañana. Esto ayuda a prevenir los retortijones de hambre.

El ayuno se interrumpe normalmente unas seis horas después de despertar. Esto se adapta fácilmente al horario de cualquier persona; lo más importante es mantener una ventana de alimentación consistente. De lo contrario, las hormonas pueden alterarse, y esto hará que el horario sea mucho más difícil de seguir.

Lo que comes y cuándo comes debe depender de cuándo entrenas. En los días que haces ejercicio, es posible que necesites un poco más de carbohidratos que de grasa. En los días de descanso, es preferible consumir más grasas. Debes mantener la ingesta de proteínas prácticamente igual durante todos los días. Independientemente de la dieta que sigas, debes consumir alimentos enteros y no procesados. Debes consumir la mayor parte de lo que comes después de haber hecho ejercicio.

Los beneficios de este ciclo son que, durante sus ocho horas de alimentación, podrás comer cuando quieras. La frecuencia de las comidas no tiene nada que ver con esto. A algunas personas les resultará más fácil si lo dividen en tres comidas.

Las desventajas de este ciclo son que, aunque tengas la flexibilidad de cuándo comer, las ganancias magras tienen una pauta específica de los alimentos que debes comer, especialmente cuando se trata de hacer ejercicio. Cumplir con el plan de nutrición y planificar tus comidas en torno al ejercicio puede hacer que esto sea más difícil de realizar.

Un día normal podría ser así:
Desayuno – 12:00 pm – 1:00 pm
Almuerzo – 4:00 pm – 5:00 pm
Cena – 9:00 pm – 10:00 pm
Ayuno – 10:00 pm – 12:00 pm
Por supuesto, puedes cambiar esto según tu horario personal.

Comer, Parar,Comer.

Este ciclo es ideal para las personas que buscan una mejora en su salud.
El ayuno es de 24 horas una o dos veces por semana. Mucha gente se referirá a su tiempo de ayuno como un descanso de comer. No puedes consumir calorías durante este tiempo, puedes tomar bebidas sin calorías.
Una vez que hayan pasado las 24 horas, puede volver a comer como de costumbre. Algunos pueden esperar con ansias terminar sus 24 horas con una gran cena, y otros están de acuerdo con sólo comer un bocadillo ligero.

La principal finalidad de este ciclo de ayuno es reducir la ingesta total de calorías sin tener que limitar los alimentos que consumes. Mantener un horario regular de entrenamiento ayuda, especialmente el entrenamiento de resistencia. Esto aumentará la pérdida de peso y mejorará la composición de tu cuerpo.

Los beneficios de este ciclo de ayuno son que a pesar de que 24 horas pueden parecer un tiempo realmente largo sin comer, el programa es flexible. No pasa nada si fallas al primer intento.

Ayuna tantas horas como puedas el primer día y luego empieza a mejorar el tiempo de ayuno para que tu cuerpo pueda adaptarse. Es preferible que empieces tu primer ayuno en un día en el que no tengas ninguna obligación de comer. Escoger un día en el que estés ocupado también te ayudará a mantenerte distraído.

Otro beneficio es que no hay ningún alimento prohibido (a menos que lo combines con otra dieta, como una dieta cetogénica) y no tienes que contar las calorías. Esto puede hacer que las cosas sean más fáciles. Debes comer responsablemente y elegir opciones saludables.

Las desventajas de este ciclo son que pasar 24 horas sin calorías puede ser difícil para algunos. Algunas personas experimentan efectos secundarios de desintoxicación como ansiedad, irritabilidad, fatiga o dolores de cabeza. Estos efectos secundarios desaparecerán una vez que su sistema se acostumbre. También puede ser a veces más tentador atracarse una vez que el tiempo de ayuno ha terminado. Se requiere autocontrol para solucionar ese problema.

Un ciclo normal puede ser así:
Viernes:
- Desayuno: 8 am – 9 am

- Almuerzo: 12 pm – 1 pm
- Cena: 6 pm – 7 pm

Ayuno:

- Viernes 7 pm – sábado 7 pm

Sábado:

- Cena: 7 pm – 8 pm

Luego podrás comer normalmente por el resto de la semana hasta las 7 pm del viernes, o puedes añadir otro ayuno entre las 7 pm del lunes y las 7 pm del martes.

Ayuno 5:2

Este ciclo se llama 5:2 por el hecho de que durante cinco días de la semana comerás como de costumbre y los otros dos días limitarás tus calorías a 500-600 al día. Sino se combina con una dieta especial. Este plan en realidad no restringe los alimentos que puedes comer, sino cuándo comer. Esto hace que resulte mucho más fácil, en vez de contar las calorías.

Puedes elegir cualquiera de los días de la semana para ayunar, siempre y cuando haya al menos un día de comida entre ellos. El plan más común es ayunar los lunes y jueves y comer raciones pequeñas, y luego comer normalmente el resto de la semana. Necesitas evitar comer compulsivamente los días en que comes normalmente.

Con este ciclo, comes los días que ayunas, sólo comes pocas calorías, normalmente entre 500 y 600 calorías. Los alimentos que consumas deben ser alimentos ricos en fibra que te ayuden a sentirte más lleno sin necesidad de calorías adicionales.

La principal dificultad de este ciclo es que cuando comienzas puede que experimentes hambre extrema y te sientas lento o débil. Una vez que tu cuerpo se acostumbre, estos problemas desaparecerán. Durante la primera semana, más o menos, puedes mantenerte ocupado para que no tengas tiempo de pensar en la comida. Si empiezas a sentirte mal, debes asegurarte de comer algo ligero, como una ensalada.

Un ciclo normal de una semana sería similar al siguiente:

Lunes (día de ayuno)
- Desayuno: 8 am – 9 am 130 calorías.
- Almuerzo: 12 am – 1 pm 180 calorías.
- Cena: 6 pm – 7 pm 190 calorías.

Martes (normal)

Miércoles (normal)
Jueves (Día de ayuno)
- Desayuno: 8 am – 9 am 130 calorías.
- Almuerzo: 12 am – 1 pm 180 calorías.
- Cena: 6 pm – 7 pm 190 calorías.

Viernes (normal)

Sábado (normal)

Domingo (normal)

Ayuno de días alternos.

Esto es para personas más disciplinadas que tengan en mente una cierta meta de peso.

Esto equivale al 5:2, excepto que alternarás calorías bajas y normales todos los días. En los días que consumas pocas calorías o de ayuno, comerás una quinta parte de las calorías que consumes habitualmente. Si se consideras el promedio de 2,000 para las mujeres y 2,500 para los hombres, se consumirán entre 400 y 500 calorías.

Los batidos para reemplazar alimentos son una gran opción para días de ayuno, ya que pueden encajar fácilmente en tu horario. Estos pueden tomarse a sorbos durante todo el día mientras mantienes las calorías bajas. Esto te ayudará a engañar a tu cerebro para que piense que estás consumiendo más alimentos de los que realmente consumes. También están llenos de nutrientes.

Debe decirse que los batidos de reemplazo sólo deben usarse durante las primeras dos semanas a medida que su cuerpo se adapta. Después de eso, necesitas empezar a consumir alimentos reales en tus días de ayuno. Si haces ejercicio, puedes notar que en los días de ayuno te sientes más débil, entonces deberías elegir entrenamientos para los días que son más livianos.

Los beneficios de este ciclo son que, si tu meta es perder peso, entonces esto es perfecto para ti. Cuando una persona reduce las calorías en un 20-35 por ciento puede ver una pérdida de peso de aproximadamente dos libras y media cada semana.

Las desventajas de este ciclo son que, si bien puede ser fácil de seguir, también será posible que se coma en exceso en los días normales de alimentación. La mejor manera de asegurarse de que cumplirás con tus obligaciones y de que no comerás en exceso es planificando tus comidas. De esta forma te asegurarás de que no termines en una ventanilla de autoservicio.

Una semana normal de este ciclo sería algo así:

Sábado (normal)

Lunes (ayuno)
- Desayuno: 100 calorías.
- Almuerzo: 150 calorías.
- Cena: 150 calorías.

Martes (normal)

Miércoles (ayuno)

- Desayuno: 100 calorías.
- Almuerzo: 150 calorías.
- Cena: 150 calorías.

Jueves (normal)

Viernes (ayuno)
- Desayuno: 100 calorías.
- Almuerzo: 150 calorías.
- Cena: 150 calorías.

Sábado (normal)

Ayuno 16:8
Este es, probablemente, el ciclo de ayuno más popular, y probablemente el más fácil de seguir. Es similar al Lean Gains, pero no tiene reglas tan estrictas sobre la ingesta de calorías. En este caso, ayunarás durante 16 horas, normalmente durante la noche, y luego comerás las otras ocho horas. Mucha gente elige tomar una taza de café para desayunar, para luego comer por primera vez alrededor del mediodía o a la una.

Es una gran opción para cualquier persona que siga una dieta especial. No añade ninguna otra regla que debas seguir, ni requiere una rutina de ejercicios estricta.

Puedes elegir hacer esto todos los días, o puedes elegir ayunar sólo unas cuantas veces a la semana. Un gran número de personas que hacen dietas bajas en carbohidratos a menudo comienzan a seguir el ciclo de ayuno de 16:8 únicamente porque no sienten tanta hambre.

Una semana normal de este ciclo sería algo así:

Lunes:
- Almuerzo: 1 pm – 2 pm
- Cena: 8 pm – 9 pm
Ayuno: 9 pm – 1 pm

Martes:
- Almuerzo: 1 pm – 2 pm
- Cena: 8 pm – 9 pm
Ayuno: 9 pm – 1 pm

Conclusión

Gracias por llegar hasta el final de *Ayuno Intermitente*.

Ahora todo lo que debes hacer es elegir el programa de ayuno que mejor se adapte a tus necesidades y empezar a seguirlo. Esta es una de las maneras más fáciles de cosechar beneficios asombrosos para la salud. Ya no tienes que preocuparte por contar calorías o carbohidratos. Empieza a ayunar y observa cómo se derriten esos kilos de más.